I0073358

DE LA

THORACENTÈSE

SUIVIE DES CAUTÉRISATIONS PONCTUÉES

DANS LA PLEURÉSIE FRANCHE

PAR

Le Dr J.-Édouard DELAYE

ANCIEN INTERNE DES ASILES D'ALIÉNÉS DE LA GIRONDE
MEMBRE FONDATEUR DE LA SOCIÉTÉ D'ANTHROPOLOGIE

———— ✦ ————

BORDEAUX

G. GOUNOUILHOU, IMPRIMEUR DE LA FACULTÉ DE MÉDECINE

11 — RUE GUIRAUDE — 11

1884

Te77

DE LA

THORACENTÈSE

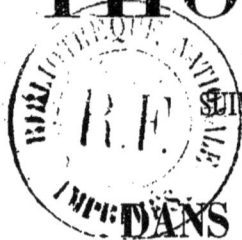

SUIVIE DES CAUTÉRISATIONS PONCTUÉES

DANS LA PLEURÉSIE FRANCHE

PAR

Le Dr J.-Édouard DELAYE

ANCIEN INTERNE DES ASILES D'ALIÉNÉS DE LA GIRONDE
MEMBRE FONDATEUR DE LA SOCIÉTÉ D'ANTHROPOLOGIE

BORDEAUX

G. GOUNOUILHOU, IMPRIMEUR DE LA FACULTÉ DE MÉDECINE

11 — RUE GUIRAUDE — 11

1884

Te 77
371

AVANT-PROPOS

———

> « Bien ont aulcuns studieux réduit par
> » escript quelques observations qu'ils ont
> » prins de main en main. »
>
> (Rabelais.)

Le travail que nous présentons à l'examen de nos maîtres n'est pas une théorie. C'est le fruit de nombreuses observations cliniques, et, à notre sens, il ne peut pas être discuté sous de meilleurs auspices.

Si l'on songe, en effet, que la médecine ne doit avoir qu'un but unique, la guérison, il nous paraît qu'il faut, avant tout, mettre en lumière et faire valoir les méthodes thérapeutiques dont l'excellence, constatée par le succès, est absolument hors de doute.

Or, tel est le cas du traitement par l'aspiration dans la pleurésie aiguë franche avec épanchement.

Ce traitement est-il nouveau? Nous répondons oui et non.

Oui, car il consiste, d'une part, dans l'évacuation de l'épanchement pleural, et, d'autre part, dans l'application, sur toute la partie malade, de nombreuses pointes de feu.

Non, car, respectueux de la méthode classique, nous admettons la nécessité des révulsifs, seuls capables d'agir directement sur le processus inflammatoire qui est l'origine vraie de l'épanchement pleural.

Loin de nous, certes, l'idée de vouloir rejeter l'intervention purement médicale, puisqu'il nous est impossible de nier que cette intervention ne guérisse assez souvent, surtout dans quelques cas heureux où la résorption est très rapide, une maladie dont la durée moyenne est de 30 à 40 jours. Mais les choses ne se passent pas toujours de la sorte. Les cas sont plus multiples où la résorption de l'exsudat se fait avec une lenteur presque désespérante, ou même ne se fait pas du tout.

Que de déceptions, alors, j'allais dire que de remords, pour le médecin qui aurait pu, dès l'origine du mal, agir d'une façon toute différente, bien plus énergique et certainement aussi plus assurée du succès !

C'est dans le service de M. le professeur Picot que

nous avons vu traiter la pleurésie par cette théra
peutique à la fois ancienne et nouvelle, mise en
pratique pour la première fois par M. le Dr Cayla,
chef de clinique médicale. Frappé de ses résultats,
nous avons voulu en faire le sujet de notre Thèse
inaugurale et contribuer ainsi, pour notre faible
part, à sa vulgarisation.

Que M. le professeur Picot nous permette de lui
offrir, avec nos plus sincères remerciements, la
dédicace de cette Thèse où l'on trouvera un certain
nombre de ses observations, les meilleures de toutes,
assurément.

En même temps, nous n'aurons garde d'oublier
M. le Dr Cayla et ceux de nos amis, M. le Dr Rivals,
M. Auché, interne des hôpitaux, et M. Coumeigt,
qui, par leur concours, ont contribué à nous rendre
la tâche plus facile.

DE LA
THORACENTÈSE

SUIVIE DES CAUTÉRISATIONS PONCTUÉES

DANS LA PLEURÉSIE FRANCHE

––––––––––>o<––––––––––

CHAPITRE PREMIER

De la thoracentèse et du traitement classique.

Bien que nous jugions inutile d'entrer dans certains développements historiques, nous avons néanmoins estimé qu'il ne serait pas hors de propos de fixer, sinon dans le menu des détails, du moins dans ses grandes lignes, l'état de la question.

C'est à Trousseau que revient l'honneur d'avoir fait ressortir les avantages de la thoracentèse, et le prestige de son talent aussi bien que la haute valeur de sa discussion étaient bien propres à changer le courant des idées acquises ou préconçues.

Cependant, à cause des difficultés apparentes qu'elle offrait comme opération, l'évacuation du liquide pleural n'avait primitivement rencontré qu'un nombre restreint d'adhérents. L'hésitation, peut-être même la crainte inconsciente et exagérée de l'insuccès étaient manifestes. D'ailleurs, il n'était pas jusqu'à la complication des instruments, alors en usage, qui ne parût justifier la perplexité des esprits.

Fallait-il donc rejeter la méthode elle-même? Beaucoup ne le crurent pas et, bientôt, grâce à l'instrumentation simplifiée de MM. Dieulafoy et Potain, il arriva ce qui ne manque pas de se produire toutes les fois qu'on se trouve en présence d'une récente découverte : une faveur qui tenait de l'enthousiasme, s'attacha rapidement à la thoracentèse devenue une opération moins redoutable. Le monde médical vit là, sans plus d'examen, un moyen curatif incomparable; par suite, le traitement classique de la pleurésie tomba dans une sorte de discrédit ou ne conserva que quelques partisans dont l'opinion se fondait sur le principe rationnel de ce traitement.

Désormais on sembla ne tenir plus aucun compte de l'inflammation de la séreuse. Traitant l'effet sans s'inquiéter de la cause, le médecin qui venait de retirer telle ou telle quantité de liquide, qu'il fût séreux, qu'il fût purulent, croyait sa tâche terminée; il ne songeait même pas à une récidive possible, et quand l'épanchement se reproduisait, toujours esclave de l'idée dominante, il trouvait tout naturel de ponctionner à nouveau.

A bon droit, la science devait prendre souci de cet engouement pour la ponction évacuatrice, pratiquée sans l'intervention du traitement médical classique. •

Aussi, une réaction ne se fit-elle pas longtemps attendre. Elle était nécessaire et ne pouvait pas manquer d'amener une singulière modification dans les idées.

Il fallait, en effet, se rendre à l'évidence quand on put bien voir que la thoracentèse seule ne guérissait pas l'inflammation séreuse; quand des observations plus ou moins attentives vinrent de tous côtés démontrer que la ponction ainsi pratiquée dans tous les cas de pleurésie, quel que soit leur siège, quelle que soit la quantité de l'épanchement, n'était pas toujours aussi inoffensive; qu'il arrivait fréquemment que le liquide se reproduisait et, de la sorte, nécessitait de nouvelles ponctions successives, parfois même très multipliées; enfin que, dans certaines circonstances, tel épanchement d'abord séreux passait ensuite à la purulence.

A ce moment, on devint plus circonspect; puis, et par un *triste retour des choses d'ici-bas* (Molière), on ne tarda pas à mettre sur le compte de la méthode nouvelle tous les méfaits signalés.

M. le professeur Peter fut un de ceux qui s'élevèrent avec le plus de violence contre l'engouement général. Il accusa même la ponction évacuatrice de transformer une pleurésie simple à son début en un véritable abcès de la plèvre.

« La poitrine, dit le savant clinicien, n'est pas un » tonneau que l'on puisse vider avec impunité, et la » plèvre malade ne se laisse pas de la sorte indéfiniment » trouer sans dommages. »

2

Et plus loin :

« La ponction capillaire, — j'entends pendant qu'il y
» a fièvre et pour tirer de petites quantités de liquide
» seulement, alors que le médecin n'a pas la main forcée
» par l'abondance de l'épanchement, — cette ponction
» est-elle toujours innocente? Hardiment je réponds
» *non!* Irrationnelle en ce sens qu'elle ne combat qu'un
» effet de la pleurésie et reste impuissante contre l'acte
» sécrétoire ultérieur, elle est *malfaisante* en cet autre
» sens que la sécrétion, primitivement séreuse, peut
» changer et change souvent de nature pour devenir
» purulente. »

Nous sommes loin, pour notre part, d'accepter entièrement cette opinion.

Que la ponction soit irrationnelle en ce sens qu'elle
ne combat qu'un effet de la pleurésie et n'agit nullement sur le processus inflammatoire, cause première
de l'épanchement pleural, nous sommes pleinement de
l'avis de M. Peter pour ce qui est de la grande majorité
des cas. Mais qu'il suive de là que la méthode évacuatrice soit *malfaisante,* nous nous refusons à le croire, et
cela au nom de l'expérience, dont nous donnerons plus
loin la preuve.

Quoi! est-ce donc un fait si surprenant que de voir
quelquefois la thoracentèse suivie de la transformation
purulente du liquide? Cette transformation ne s'accom-
plit-elle donc jamais que lorsqu'un traumatisme est
venu la solliciter? Et tandis que nous savons tous que

les exsudats inflammatoires tiennent toujours en sus-
pension une certaine quantité de leucocytes, faut-il
sérieusement attribuer l'augmentation de leucocytes au
renouvellement des ponctions?

Oui, toutes les fois que les précautions antiseptiques
auront été négligées, que les instruments seront encore
chargés du pus d'une précédente opération, l'accusation
portée contre la thoracentèse de transformer une pleurésie simple en pleurésie purulente sera vraiment
fondée. Mais si l'on évite, par tous les moyens de pro-
preté, l'introduction dans la plèvre de germes putrides,
on ne voit presque jamais la ponction amener d'aussi
déplorables résultats.

Voici, en effet, comment s'exprime M. Béhier, dans
une de ses cliniques faites à l'Hôtel-Dieu : « Je désire
» vous démontrer cette vérité que la thoracentèse, régu-
» lièrement pratiquée, jouit d'une innocuité parfaite ;
» depuis de longues années, pour ma part, je la prati-
» que et jamais il ne m'est arrivé aucun accident. »

De son côté, M. Dieulafoy estime que, lorsque la
purulence se produit après la thoracentèse, cette transformation est simplement apparente ou faussement
attribuée à la ponction. Écoutons, d'ailleurs, l'ingénieux
médecin :

« ..... Ces observations, souvent répétées, me permet-
» tent de croire que tout épanchement aigu qui ne
» contient pas au delà de 3,000 globules rouges par
» millimètre cube est une pleurésie simple, qui n'a

» aucune tendance à la suppuration, tandis que les chif-
» fres qui dépassent 5,000 globules rouges par milli-
» mètre cube indiquent souvent la future purulence du
» liquide pleural. En d'autres termes, je crois que la
» pleurésie purulente commence par être d'abord une
» pleurésie histologiquement hémorrhagique, et la plè-
» vre suit en cela la loi générale qui régit les phlegma-
» sies franches des organes et des tissus. Ici, comme
» ailleurs, la phlegmasie s'arrête tantôt à la période
» d'hyperémie et d'engouement, et tantôt aboutit à la
» période de purulence.

» ..... Elle a, elle aussi, comme la pneumonie, sa période
» d'engouement qu'elle ne dépasse pas en général,
» auquel cas le liquide ne contient qu'un petit nombre
» de globules rouges; mais si cette période doit être
» suivie de suppuration, la violence ou la nature de
» l'hyperémie se traduisent par le chiffre élevé des glo-
» bules rouges qui tombent dans le liquide.

» Quelle est la durée de cette période initiale et à
» quel moment commence la purulence? Je ne saurais
» le dire, mes observations à ce sujet n'étant pas assez
» nombreuses; mais je pense que, dès son début, une
» pleurésie aiguë est destinée à être ou n'être pas puru-
» lente. Ce qui n'implique pas que toutes les pleurésies
» purulentes aient la même origine. Eh bien! si on ponc-
» tionne la pleurésie à la première phase de son évolu-
» tion, et si l'on se contente d'un examen superficiel du
» liquide, on croit avoir affaire à un épanchement de

» bonne nature, transparent et citrin, tandis qu'il est
» déjà histologiquement hémorrhagique et qu'il sera
» purulent plus tard; puis, si l'on ponctionne de nou-
» veau, à une époque plus éloignée, on accuse à tort la
» thoracentèse d'avoir rendu purulent un liquide séreux,
» sans voir qu'on a tout simplement ponctionné la
» pleurésie aux deux phases de son évolution, la thora-
» centèse n'ayant rien de commun avec cette transfor-
» mation. »

Donc, et la conclusion n'est pas difficile à tirer,
c'est inconsidérément que quelques praticiens, suivant
l'exemple de M. Peter, rendent la thoracentèse respon-
sable de la transformation purulente, puisqu'il est
prouvé aujourd'hui que cette transformation a lieu sans
qu'aucune cause chirurgicale soit venue la provoquer,
et cela malgré le traitement médical le plus énergique.

« Vous le savez, dit M. le Prof. Picot, cette méthode
» (évacuatrice) m'a toujours donné les meilleurs résul-
» tats. En cinq ans, je n'ai pas observé une seule fois la
» transformation purulente d'un épanchement de pleu-
» résie aiguë franche. »

Cette transformation s'opère surtout chez les individus déjà diathésiques ou atteints d'une maladie
générale, chez les individus débilités qui vivent dans
de mauvaises conditions hygiéniques, chez les alcooliques. Peut-être même faudrait-il incriminer la scrofule
et, avec Heyfelder, l'impaludisme. Quant à nous, nous
ne serions pas éloigné de voir dans la persistance

même de l'épanchement une autre cause puissante de transformation. Et cependant il n'est pas rare de constater que ces mêmes pleurésies, devenues purulentes sous l'empire de circonstances indépendantes de tout traitement, sont guéries par l'intervention de la thoracentèse.

Il importe, par conséquent, de rendre à cette méthode si simple, si accessible à tous, si parfaitement innocente quand elle est pratiquée selon des règles thérapeutiques bien déterminées, son véritable rôle.

Ces règles et ce rôle, nous les définirons bientôt, et nous verrons combien sont loin d'être absolument fondées les accusations violentes ou pleines d'ironie que M. Peter formule, dans ses cliniques médicales, contre la thoracentèse.

Rendons toutefois cette justice à l'éminent professeur que ses recherches et ses études sur la question qui nous occupe n'ont été ni dépourvues d'intérêt ni surtout inutiles. On ne saurait, en effet, disconvenir que c'est M. Peter qui a, par l'exagération même de ses critiques, enrayé un mouvement de tendance qui pouvait devenir funeste à la vraie science. Grâce à lui, on a pu se convaincre d'abord que la ponction ne porte pas remède à l'inflammation pleurale, ensuite qu'il ne convient pas de ponctionner la plèvre chaque fois qu'il existe un épanchement, et que, par conséquent, il ne faut appliquer la méthode évacuatrice que dans certains cas bien précis et bien déterminés.

Mais encore, de cette observation incontestable que la thoracentèse n'agit en aucune façon sur la phlegmasie pleurale et que l'exsudat inflammatoire persiste malgré elle, M. Peter a conclu qu'il fallait, après la ponction du liquide, traiter l'inflammation pleurale elle-même. D'où, d'après lui, la nécessité de recourir au traitement classique, c'est-à-dire aux ventouses scarifiées, aux vésicatoires et même, dans certains cas, à la saignée générale.

En combinant les deux méthodes : évacuatrice et révulsive, M. Peter a donc fait faire un grand pas à la thérapeutique de la pleurésie, et nous devons lui en savoir un gré infini.

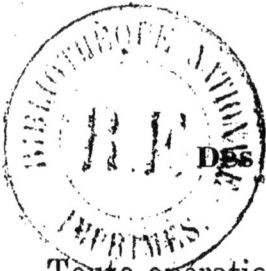

CHAPITRE II

Des règles de la thoracentèse.

Toute opération doit avoir ses règles, ses indications parfaitement précises; en d'autres termes, il ne faut pas marcher à l'aveugle, c'est-à-dire opérer à temps et à contre-temps.

Le médecin ne doit jamais perdre ceci de vue.

C'est pourquoi, avant d'exposer le nouveau mode de traitement de la pleurésie employé dans le service de M. le professeur Picot, nous croyons nécessaire de rappeler ici les règles classiques de la thoracentèse.

Ces règles, la majorité des cliniciens français et étrangers les a adoptées et en a fait le codex invariable de la pratique médicale.

Nous l'avons déjà dit, tous les cas de pleurésie n'offrent pas prise à la ponction évacuatrice.

On ne doit ponctionner la plèvre que dans les cas où l'indication de la thoracentèse se présente d'une manière bien caractéristique.

Voici ces cas :

1° Chaque fois qu'un épanchement, soit par son siège à gauche, soit par son abondance, détermine le déplacement du cœur, de telle façon que sa pointe vient

battre près le bord droit du sternum, ou bien encore
lorsque la quantité du liquide pleural est telle que la
suffocation devient imminente, l'obligation s'impose
alors au médecin, dès le premier examen du malade, de
procéder à l'évacuation de la cavité pleurale. C'est de
la sorte qu'il se mettra précocement en garde contre
des accidents redoutables et des dangers immédiats
dont le déplacement du cœur, ainsi que le prouve l'expérience clinique, est toujours la cause efficiente. La
syncope, la thrombose cardiaque, etc., tels peuvent
être, en effet, les résultats de ce déplacement qu'il faut
à tout prix conjurer.

2° Il y a encore obligation, lorsque l'épanchement
persiste depuis plusieurs jours sans modifications nota
bles et que la pleurésie menace de passer à la chroni-
cité.

L'indication est tout aussi pressante quand l'épanchement, quelle que soit sa quantité, date de plus de quinze
jours à trois semaines. Dans de telles conditions, cette
persistance d'un épanchement, même moyen, est d'un
fâcheux augure, et annonce souvent le passage de la
phlegmasie franche à un processus morbide purement
passif. Si, à ce moment, la cavité pleurale est tapissée
par une pseudo-membrane plus ou moins épaisse, la
séreuse devient, de ce fait, impuissante à résorber
l'épanchement. Le poumon lui-même, bridé par des
adhérences qui tendent à augmenter de volume et de
solidité, ne peut plus opérer ou n'opère que difficile-

ment ses mouvements d'expansion, et, comprimé de
jour en jour, ou plutôt d'heure en heure, par le liquide
pleural plus abondant, il ne tarde pas à s'atélectasier.
Le champ de l'hématose est entravé, la circulation est
compromise, et on assiste bientôt au début de cette
déchéance de l'économie, qui peut amener à sa suite,
avec toutes ses conséquences inévitables, la transformation purulente.

Comme nous l'a fait remarquer M. le professeur Picot,
dans les régions simplement atélectasiées, il se déve-
loppe une inflammation chronique; le tissu conjonctif
prolifère; il est congestionné, turgescent; ses mailles
sont remplies d'un liquide opalescent au milieu duquel
flottent des cellules et des noyaux. Puis cette inflammation disparaît lentement et amène une sclérose plus
ou moins considérable, constituant une lésion définitive
qui s'oppose absolument à l'extension pulmonaire.

Nous croyons donc fermement que l'intervention de
la méthode aspiratrice aidée, comme nous le verrons
dans un chapitre suivant, d'un traitement médical
énergique, s'impose manifestement; que cette intervention doit être précoce. C'est, en effet, par ce moyen
qu'on empêchera le pleurétique de courir le risque
d'être, pour ainsi parler, amputé d'un de ses poumons,
et, par là même, victime de tous les accidents consé-
cutifs dont il est si difficile d'enrayer la marche pro-
gressive.

3° Comme le fait remarquer avec juste raison M. le

professeur Picot, dans ses excellentes leçons de clinique médicale, il ne faut pas tenir compte de la présence ou de l'absence de la fièvre chez le pleurétique, et cela parce qu'alors même la nécessité de l'évacuation de l'exsudat est là qui commande cette opération.

Que si, d'autre part, on reconnaît qu'on a affaire à un épanchement modéré, ayant son siège à droite et remontant, au maximum, au niveau de l'angle inférieur de l'omoplate, incapable, pour le moment, de nuire à l'économie générale, on devra temporiser et attendre la chute de la fièvre, tout en ayant soin de recourir aux révulsifs habituels et en suivant de près l'évolution de la maladie. Ce n'est qu'au cas où l'indication de la thoracentèse est certaine qu'il est à propos d'intervenir.

« Depuis que j'ai l'honneur de diriger ce service, dit » notre maître, j'ai suivi cette méthode et, je dois le » dire, jamais je n'ai eu à le regretter. Chez aucun de » mes malades, je n'ai eu d'accidents de dyspnée » intense, de suffocation, d'expectoration albumineuse » ou d'hémoptysie. Je n'ai pas eu non plus de cas de » mort causée par la formation de caillots dans le cœur ou » l'artère pulmonaire, et *cependant, pendant cinq années,* » *j'ai traité de cette façon plus de cent cas de pleurésie* » *aiguë, sub-aiguë ou chronique.* La quantité de liquide » que j'extrais n'est pas fixe, en général elle varie de » 900 à 1,500 grammes et j'arrête l'évacuation quand le » malade commence à tousser fréquemment et qu'il dit » être gêné pour respirer. »

Telles sont donc les règles de la thoracentèse :
Ponctionner sans retard toutes les fois que les indications sont suffisamment et surtout formellement déterminées; attendre quand le siège de la pleurésie ne
présente pas de danger immédiat, quand l'épanchement
pleural est d'une nature modérée et que le traitement
médical ordinaire peut conjurer les accidents de l'évolution phlegmasique.

Règles parfaitement sages que celles-là, règles tout
à fait classiques dont la pratique quotidienne est venue
confirmer la valeur.

S'en départir sans raison, ce serait commettre une
faute énorme contre le bon sens qui les a dictées et se
préparer des mécomptes dont les malades seraient les
premiers à souffrir.

CHAPITRE III

Appareils aspirateurs : Aspirateur de M. le professeur Picot. — Siphon employé dans le service de M. Pitres.

Nous l'avons dit : parmi les motifs qui, au début, faillirent détourner de la thoracentèse la faveur d'un grand nombre de praticiens, un des plus puissants fut sans conteste les difficultés de l'opération résultant de l'état des instruments, état que nous pouvons caractériser de rudimentaire.

Admissible en théorie, la thoracentèse n'était guère praticable en réalité. Il était permis de douter de ses avantages, le succès étant difficile à obtenir. Aussi l'abstention était-elle à peu près générale.

Avant tout, il fallait donc détruire les préjugés en travaillant à la simplification des instruments évacuateurs du liquide pleural.

C'est ce que firent MM. Dieulafoy et Potain. Leurs appareils furent bientôt dans toutes les mains. Ils sont trop connus pour que nous nous arrêtions à les décrire.

Cependant il était permis de croire que tout perfectionnement nouveau n'était pas désormais impossible.

Et, en effet, M. le Prof. Picot fit faire, il y a deux

ans, d'après ses plans et pour son service de clinique, un aspirateur qui remplace très avantageusement tous les autres et dont on ne saurait trop louer les qualités.

« ..... Cet appareil a été conçu pour éviter les incon-
» vénients de la manœuvre des robinets de l'aspirateur
» Dieulafoy et ceux de la nécessité de faire d'abord le
» vide dans une bouteille de l'appareil Potain.

» Il est d'une extrême simplicité et se compose d'une
» poire de caoutchouc dont la pression, grâce à un
» système de soupape spécial, permet de faire une
» pompe à la fois aspirante et foulante. Sur cette poire,
» comme le montre la *figure* (1), est fixé un récipient de
» verre dans lequel se précipite le liquide aspiré et qui
» permet de constater immédiatement la nature de ce
» liquide. Dans les cylindres A et I sont placées les
» soupapes qui assurent le fonctionnement de l'appareil.

» C'est particulièrement en vue de la ponction de la
» plèvre que cet appareil a été construit. Il a encore
» l'avantage considérable de ne pas permettre l'intro-
» duction de l'air dans la cavité dont on veut évacuer
» le contenu liquide. Avec lui, en effet, grâce à la dis-
» position des soupapes, il est absolument impossible
» qu'une erreur de manœuvre fasse pénétrer l'air dans
» la cavité pleurale ou toute autre que l'on ponctionne.
» Il est de toute évidence que cet instrument trouve
» son emploi dans toutes les circonstances où le méde-
» cin veut faire une aspiration dans une cavité contenant

(1) Voir la planche, p. 73.

» un liquide, et qu'il est possible de s'en servir pour
» évacuer à l'abri du contact de l'air, et avec toute la
» puissance que donne l'aspiration, les épanchements
» des diverses cavités séreuses, le liquide des kystes
» hydatiques, celui des abcès profondément situés, etc.
» De plus, l'instrument en question, quand on le re-
» tourne, d'aspirateur qu'il était devient un excellent
» injecteur; il permet de faire des lavages tant à la
» surface des plaies que dans la profondeur des tissus
» ou dans les cavités normales ou pathologiques. Ces
» avantages multiples sautent aux yeux, et pas n'est
» besoin de les développer davantage. »

Cet instrument, nous en sommes pleinement con-
vaincu, est très précieux pour le praticien, car, surtout
à la campagne, il n'a pas toujours à sa disposition des
aides intelligents. De plus, cet appareil fonctionne avec
la facilité la plus grande et sa manœuvre est d'une telle
simplicité, que la même personne peut, tout en maintenant le trocart en place, s'en servir sans aucune fatigue
et sans être préoccupée d'autre chose que de son
malade.

A l'aide d'un tel appareil, l'opération évacuatrice
n'offre plus les inconvénients, ni surtout n'est suivie
des accidents qu'on pouvait lui reprocher autrefois.
Elle s'accomplit pour ainsi dire d'elle-même. Les observations que nous publions plus loin, révèlent mieux
que toute démonstration, la réelle valeur de notre
méthode.

Du siphon simple employé dans le service de M. le Prof. Pitres.

Dans la thèse de M. le Dr Albert Dumont (1883), se trouve la description d'un appareil employé dans le service de M. Pitres : appareil très simple, puisqu'il consiste essentiellement en un tube de caoutchouc vulcanisé, souple et résistant tout à la fois ; il s'adapte par son extrémité supérieure à un trocart n° 3 de l'aspirateur de Potain ; l'extrémité inférieure porte une boule de plomb creuse, destinée à maintenir le tube rectiligne.

Un raccord en verre est intercalé dans le milieu du tube pour permettre à l'opérateur de se rendre compte de la nature du liquide et du sens du courant.

Comme on le voit, cet instrument est d'une très grande simplicité ; nous croyons néanmoins que son emploi n'est pas à l'abri de certains accidents, tels que l'entrée de l'air dans les plèvres. Si à un moment donné la pression intra-pleurale devient inférieure à la pression atmosphérique, l'air pénètrera forcément dans la cavité.

CHAPITRE IV

Des cautérisations ponctuées.

Théoriquement et pratiquement, la thoracentèse s'impose aujourd'hui dans le traitement de la pleurésie. Personne n'en saurait douter raisonnablement.

Mais, après la ponction, n'y a-t-il plus rien à faire? Il faut bien se garder de cette erreur.

C'est maintenant qu'il s'agit d'annihiler en quelque sorte le processus inflammatoire, en s'adressant, comme le veut M. Peter, à la médication classique des révulsifs.

Il importerait peu, effectivement, que la plèvre fût évacuée si elle ne tendait pas à s'emplir de nouveau.

En conséquence, immédiatement après la ponction, le médecin *devait* faire appliquer sur la région malade soit des ventouses scarifiées, soit de larges vésicatoires.

Nous avons dit : *devait* faire appliquer, et cela avec intention.

Car, présentement, nous sommes en présence d'une nouvelle révulsion.

Sans doute, nous avons pu nous-même constater l'excellence de la méthode pratiquée jusqu'à cette heure dans tous les cas de pleurésie franche, et jamais nous n'avons assisté à la transformation purulente de l'épanchement.

Mais il arrivait assez souvent qu'avec les révulsifs ordinaires, l'exsudat se reproduisait plus ou moins vite; qu'une, deux et quelquefois trois ponctions devenaient nécessaires pour amener la complète disparition de la maladie.

Ces moyens, donc, n'avaient pas une énergie suffisante pour agir avec promptitude sur l'intensité inflammatoire qui se dépensait profondément; et l'on peut dire que les résultats étaient quelque peu négatifs ou du moins très lents à obtenir.

C'est alors que M. le Dr Cayla, chef de clinique de M. le professeur Picot, a eu l'heureuse idée de substituer à la méthode ancienne une méthode révulsive beaucoup plus énergique et, partant, beaucoup plus efficace : nous avons nommé les cautérisations ponctuées.

Voici le procédé du Dr Cayla :

Tout d'abord, on évacue aussi complètement que faire se peut le liquide pleural; puis, comme il faut créer sur la région malade une lésion artificielle, on y applique des pointes de feu faites à l'aide du thermocautère. Pratiquées en grand nombre immédiatement après la ponction, ces pointes de feu doivent être distantes les unes des autres d'environ un centimètre et n'intéresser que la moitié de l'épaisseur du derme.

L'expérience clinique est venue nous démontrer l'efficacité absolue de cette thérapeutique.

Comme l'indique la température locale prise sur toute la partie correspondante à la plèvre malade, l'application des pointes de feu est aussitôt suivie d'une vive révulsion. Du même côté, on observe une différence de deux à trois degrés de plus que du côté sain. Quant à la température générale, elle s'élève également.

Enfin, le mouvement morbide qui s'effectue sur la plèvre est pour ainsi dire déplacé, et l'exsudation, arrêtée dans son principe, ne se reproduit plus.

Ce traitement nous agrée d'autant plus qu'il n'entraîne aucun accident à sa suite. Les malades des deux sexes le supportent parfaitement bien, et sont ainsi à l'abri des complications que cause trop fréquemment l'emploi des vésicatoires ; nous voulons parler de ces douleurs rénales, de la dysurie et de la cystite, qu'il nous arrive à tous de constater.

CONCLUSIONS

Nos conclusions sont celles-ci :

La thoracentèse pratiquée discrètement et suivie sans retard des cautérisations ponctuées est le meilleur, nous allions dire le seul moyen curatif de la pleurésie franche avec épanchement.

Elle complète fort heureusement la médication classique, ou mieux s'harmonise très bien avec elle en la précédant.

Les révulsifs, employés jusqu'ici exclusivement, agissaient, il est vrai, sur le processus morbide et arrêtaient, si l'on peut s'exprimer de la sorte, la marche croissante et envahissante du liquide pleural. Ils tarissaient la source, mais ne faisaient que lentement, ou même pas du tout, évacuer la plèvre. Or, s'il est nécessaire de traiter énergiquement l'acte sécrétoire antérieur et ultérieur, il ne faut pas négliger l'effet.

Car l'effet peut avoir lui-même de fâcheuses et quelquefois irréparables conséquences :

1° Compromission, par l'abondance de l'exsudat, de l'hématose ; dyspnée et menace d'asphyxie.

2ª Déplacement du cœur et, par suite, danger immé-
iiat provenant de la syncope, de la thrombose cardiaque
ou de celle des gros vaisseaux, soit par le fait d'une
torsion, soit par celui d'une plicature.

3º Dans le cas de séjour prolongé de l'épanchement,
difficulté de résorption du liquide pleural; production
des adhérences et augmentation de leur solidité; de
plus, à cause de la durée de l'atélectasie pulmonaire,
impossibilité probable de l'extension du poumon.

Comme le dit M. le professeur Picot, dans les régions
simplement atélectasiées, il se manifeste une inflammation chronique qui, lentement, amène une sclérose plus
ou moins considérable, lésion définitive s'opposant absolument à l'extension pulmonaire.

Donc, *à priori,* la thoracentèse suivie des cautérisations ponctuées a sa raison d'être. Son innocuité est
certaine. Quant à son efficacité, nos observations la
rendent tout à fait évidente.

OBSERVATION I

Guérison survenue trois jours après le traitement.

Turon (Jean), manœuvre, âgé de quarante-cinq ans, entre à l'hôpital Saint-André, le 7 décembre 1882, pour une toux très pénible et une oppression extrêmement prononcée. Interrogé sur ses antécédents héréditaires et personnels, il nous apprend que son père est mort accidentellement et que sa mère a succombé sans maladie bien déterminée à l'âge de quatre-vingt-deux ans; lui-même n'a jamais fait de maladie grave.

Il y a un mois environ, Turon, après avoir eu très chaud en travaillant, prit froid et s'enrhuma, comme il le dit lui-même; il éprouva plusieurs frissons et un point de côté siégeant au-dessus du mamelon droit; il perdit l'appétit progressivement et s'amaigrit d'une manière inquiétante, pendant que ses forces allaient s'affaiblissant chaque jour davantage.

Le jour de son entrée, nous trouvons, en effet, le malade très amaigri, avec une peau terreuse et des muqueuses d'une grande pâleur. L'examen des organes nous donne les résultats suivants :

A l'inspection la cage thoracique ne nous présente rien de spécial, sauf des traces de vésicatoires à la base du poumon droit et en arrière. En avant et à droite les creux sus et sous-claviculaires sont sensibles à la pression, et les vibrations thoraciques ne se perçoivent qu'au niveau du tiers supérieur de l'organe; dans l'étendue des deux tiers inférieurs elles n'existent plus et l'on trouve une matité compacte, absolue. La respiration est soufflante dans la région sonore et nulle plus bas. A gauche, les phénomènes stéthoscopiques sont normaux, cependant la respiration est légèrement soufflante. En arrière et à droite, submatité dans la fosse sus-épineuse, matité depuis l'épine de l'omoplate jusqu'à la base, vibrations thoraciques abolies dans les régions mates; respiration faible et profonde dans la fosse sus-épineuse, nulle plus bas avec égophonie manifeste et pectoriloquie aphone incomplète. A gauche, respiration supplémentaire. Une ponction exploratrice donne issue à une petite proportion d'un liquide jaune citrin.

En présence de tous ces signes, le doute n'était pas permis; il s'agissait d'un épanchement pleurétique, développé sous l'influence du froid, refoulant le poumon droit vers le sommet de la cage thoracique et remontant jusqu'à l'épine de l'omoplate.

L'examen des autres organes ne nous fournit que des renseignements négatifs, sauf la perte de l'appétit. Il n'y avait pas de fièvre (température, 37°5; pouls, 92°).

Une ponction évacuatrice fut faite immédiatement et donna 1,750 grammes de liquide, de la même nature que celui dont il a été parlé plus haut. La durée de l'opération ne fut signalée par aucun phénomène particulier. L'évacuation une fois achevée, des pointes de feu furent appliquées sur toute la partie postérieure du thorax. A partir de ce moment, le malade n'éprouva ni gêne respiratoire ni douleur; à son dire, il était complètement guéri. Et, en effet, tous les phénomènes physiques constatés avaient à peu près totalement disparu; il ne restait que de la matité avec absence de murmure vésiculaire à la base de la poitrine et en arrière dans une étendue de quatre travers de doigt; dans tout le reste de l'organe les bruits respiratoires étaient normaux. Dans la soirée du même jour, la

température s'éleva de 37°5 à 39°, sous l'influence probablement de la révulsion énergique, mais ce fut tout. Le
traitement fut complété par une potion à base de quinquina
et d'alcool.

Le lendemain matin, le malade nous dit qu'il avait passé
une nuit excellente, qu'il avait bien dormi et n'avait rien
éprouvé d'analogue à ce qui l'avait obligé à renoncer à son
travail pour venir se faire soigner à l'hôpital. Il n'y avait
plus de fièvre, en effet, et l'examen du thorax, pratiqué
très minutieusement, nous fit constater des phénomènes
identiques à ceux qui avaient été perçus après l'opération,
mais rien de plus. Deux jours après la respiration s'entendait avec quelques frottements pleuraux jusqu'à la base
du poumon. Le même examen fut pratiqué chaque jour
jusqu'au 18 décembre, époque à laquelle le malade fut
autorisé, sur sa demande, à quitter le service de clinique.
Il était complètement guéri de son épanchement et se disait
assez « remonté pour reprendre son travail ».

Voilà donc un premier cas des plus remarquables,
puisque la guérison de la pleurésie, avec retour complet
de la respiration, peut être considérée comme étant
survenue trois jours après le traitement.

OBSERVATION II

Guérison.

Servat (Joseph), originaire de l'Ariège, âgé de quarante-
neuf ans et exerçant la profession de charretier, entre à la
clinique le 10 décembre, pour un point de côté, de la toux

sans expectoration et une grande gêne respiratoire. Il se dit malade depuis une quinzaine de jours.

Son père est mort d'une fluxion de poitrine et sa mère de vieillesse; son fils jouit d'une santé parfaite. Quant à ses antécédents personnels, il nous raconte que de quinze à vingt ans, il a eu plusieurs atteintes de rhumatisme aigu sans complications cardiaques; une pneumonie à vingt-cinq ans; la jaunisse deux ans plus tard et l'an dernier une névralgie intercostale, dont il a été débarrassé par l'application de quelques ventouses sèches.

Le jour de son entrée, le malade se plaint d'un point de côté siégeant au-dessous du mamelon gauche; cette douleur qui s'exaspère par la pression, se serait accompagnée, à son début, de frissons très nombreux; la respiration est pénible, la toux sèche, l'appétit mauvais, et, cependant, les forces ne paraissent pas encore considérablement diminuées.

Le côté gauche du thorax présente, en avant, une voussure manifeste; les vibrations thoraciques sont perçues dans toute l'étendue du poumon; mais la percussion révèle un son tympanique au niveau du tiers supérieur de l'organe. La respiration est soufflante, mais on n'entend ni râles ni craquements. A droite il n'existe rien d'anormal.

En arrière et à gauche : à l'inspection, rien; à la palpation, disparition des vibrations thoraciques, à partir de l'épine de l'omoplate; la percussion donne une sonorité skodique dans la fosse sus-épineuse et de la matité depuis l'épine de l'omoplate jusqu'à la base; enfin, à l'auscultation on trouve une respiration soufflante dans la fosse sus-épineuse et, plus bas, un silence complet. Il y a de la pectoriloquie aphone complète dans toute l'étendue de la matité.

La pointe du cœur bat dans le cinquième espace inter-costal, à deux travers de doigt en dedans du mamelon. Le pouls bat 90 fois par minute et la température axillaire atteint le chiffre de 39°. L'examen des autres organes ne nous donne que des résultats négatifs.

En vertu de nos principes, une ponction évacuatrice est pratiquée séance tenante dans le septième espace inter-costal, le long du bord externe du muscle grand dorsal, et donne issue à 1,150 grammes d'un liquide citrin; l'opération se fait sans accidents d'aucune espèce. La cavité pleurale vidée de son contenu, nous procédons à un nouvel examen de la cage thoracique et constatons les phénomènes suivants :

En avant et à gauche : sonorité et respiration normales; soulèvement de la pointe du cœur dans le cinquième espace à un travers de doigt en dedans du mamelon; en arrière : sonorité normale dans toute l'étendue du poumon, sauf à la base où la matité persiste suivant une zone qui s'élève à quatre travers de doigt au-dessus de la limite inférieure du poumon; le souffle tubaire a disparu et le murmure vésiculaire s'entend jusqu'à la limite supérieure de la matité, à partir de laquelle l'oreille ne perçoit plus que quelques bruits de frottement; le point de côté n'existe plus et la respiration se fait avec aisance. Des pointes de feu sont appliquées immédiatement sur tout le côté gauche, à la partie postérieure de la poitrine.

Le lendemain, 11 décembre, le malade nous apprend qu'il a dormi sa nuit complète d'un sommeil calme et réparateur, qu'il n'éprouve plus aucune souffrance et se considère comme radicalement guéri. L'exploration de la poitrine vient confirmer d'une façon complète le dire du malade en nous montrant que le liquide ne s'est nullement reproduit, que les signes stéthoscopiques sont identiques à ceux qui ont été constatés après la ponction et que l'état général est tout à fait satisfaisant. Ce malade est suivi avec la plus grande attention les jours suivants. L'épanchement ne se reproduit pas. L'appétit revient et nous considérons, dès le 16 décembre, que la convalescence est franchement établie.

Le 19 décembre, la guérison est complète et Servat quitte l'hôpital pour reprendre les travaux de sa profession.

OBSERVATION III

Guérison.

Raufasty (Gabriel), âgé de vingt ans, garçon de café, entre à la clinique médicale le 8 janvier 1883; il se plaint d'un point de côté, siégeant au-dessous du mamelon gauche et augmentant d'intensité sous l'influence de la toux, des mouvements respiratoires et de la pression.

Le père de ce jeune homme a succombé, à l'âge de quarante-deux ans, aux suites d'une affection sur la nature de laquelle nous ne pouvons obtenir aucun renseignement; il a sa mère et deux sœurs qui jouissent d'une bonne santé. Pour son compte personnel, il nous apprend qu'il n'a jamais fait de maladie grave, et qu'à aucune époque de la vie il n'a présenté des accidents imputables à une maladie générale diathésique ou spécifique. Il est d'une apparence robuste, bien qu'il ait maigri depuis quelques jours; sa face est un peu pâle et les muqueuses sont légèrement décolorées.

L'affection actuelle remonte à huit jours environ. Étant en pleine transpiration, Raufasty a bu deux grands verres d'eau froide, et, dans la soirée, il s'est senti malade, a eu quelques frissons, puis un point de côté qui, depuis cette époque, a augmenté d'intensité. En même temps est apparue une toux sèche, très pénible et une dyspnée assez intense.

Voici les résultats de l'examen clinique :

La pression exercée au-dessous du mamelon gauche provoque une douleur très vive qui rayonne dans les parties voisines, mais en s'affaiblissant. Les signes stéthoscopiques sont absolument négatifs en avant et du même côté; En arrière, la sonorité est normale dans les fosses sus et sous-épineuses jusqu'à l'angle inférieur de l'omoplate; à partir de ce point, la submatité est manifeste jusqu'à la base et les vibrations thoraciques notablement diminuées dans la même étendue. Dans les fosses sus et sous-épineuses, la respiration est normale; mais, à partir de là, le murmure vésiculaire s'affaiblit et se trouve couvert par des bruits de frottement extrêmement douloureux. On n'entend ni souffle, ni râles; il n'existe ni égophonie ni pectoriloquie aphone.

A droite, la plèvre et le poumon sont à l'état normal.

Le malade a peu de fièvre (température, 38°; 86 pulsations). La langue est saburrale; il y a de l'inappétence, mais pas de vomissements ni de diarrhée. Rien à signaler vers les autres organes.

D'après cet ensemble de signes, le diagnostic le plus vraisemblable paraissait être celui d'une pleurésie sèche, développée sous l'influence du froid et localisée à la moitié inférieure de la plèvre gauche.

On fit une injection de morphine au malade, des ventouses sèches furent appliquées à la base du thorax et une potion à base de quinquina et d'alcool fut administrée.

Lors de la visite du soir, M. Cayla constata que la maladie avait fait d'immenses et rapides progrès. Il put, en effet, reconnaître les signes suivants, que nous retrouvions le lendemain matin :

En avant et à gauche, tympanisme dans les deux premiers espaces intercostaux; plus bas, matité compacte et vibrations thoraciques complètement abolies; respiration soufflante dans les régions sonores et nulle dans les régions mates. En arrière, matité qui commence à deux travers de doigt au-dessous de l'épine de l'omoplate pour s'étendre jusqu'à la base. La respiration, très soufflante dans la fosse sus-épineuse, ne s'entend plus dans la zone de matité. Absence de souffle, pectoriloquie aphone, légère égophonie.

Une ponction exploratrice ayant amené du liquide, nous fîmes aussitôt une ponction évacuatrice, qui donna issue à 820 grammes d'un liquide citrin fortement albumineux. Immédiatement après la ponction, la poitrine fut recouverte, dans la zone de matité, en arrière et latéralement, de pointes de feu pratiquées à l'aide du thermo-cautère.

A la suite de ce traitement, la dyspnée et le point de côté disparaissent; le poumon reprend son volume ordinaire, les vibrations thoraciques et la sonorité reviennent, et le murmure vésiculaire s'entend jusqu'à la base, où l'oreille perçoit en outre quelques bruits de frottement. Il n'y a pas de fièvre.

Le lendemain 10 janvier, le malade se trouve débarrassé de toute espèce de souffrances, et son affection, dit-il, « a été encore plus brusque à disparaître qu'à venir. » L'examen nous indique que le liquide ne s'est nullement reproduit et qu'il n'existe d'autres traces de la pleurésie que quelques frottements.

Le 18 janvier, dix jours après son entrée, le malade quitte l'hôpital complètement guéri; les râles-frottements, perçus à la base de la poitrine pendant quelques jours encore après l'application de la méthode thérapeutique, ne s'entendent même plus.

OBSERVATION IV

Guérison.

Lacoste (Silvain), âgé de dix-neuf ans, originaire du Gers, entre à la clinique le 31 janvier pour une affection qui, à son dire, serait un simple rhume remontant à un mois environ. Depuis sept jours, il éprouve des frissons qui se répètent fréquemment dans la journée avec une toux tenace qui n'arrive jamais jusqu'à l'expectoration. Toutefois, la gêne respiratoire est considérable. Chez lui, il n'existe aucuns antécédents morbides, soit héréditaires, soit personnels.

Le malade est un sujet affaibli, au teint pâle, aux muqueuses décolorées; il dit cependant qu'il a toujours été placé dans des conditions lui permettant de se procurer une nourriture abondante et de bonne qualité, et que l'affaiblissement général constaté aujourd'hui n'existe que depuis sept à huit jours, époque à laquelle la fièvre se serait seulement déclarée.

L'oppression, la toux sèche, les frissons multiples antérieurs éveillent immédiatement l'idée d'un épanchement pleurétique; aussi l'examen est-il dirigé dans ce sens.

Rien de particulier à l'inspection de la poitrine en avant et à droite, sauf les traces récentes d'un emplâtre de thapsia; les vibrations thoraciques sont très affaiblies à droite du deuxième espace intercostal ; bruit skodique dans le premier espace, submatité dans les deuxième et troisième ; matité dans le reste de la poitrine ; souffle tubaire dans les premier, deuxième et troisième espaces, silence respiratoire au-dessous. En arrière, submatité dans la fosse sous-épineuse, matité à partir de l'angle inférieur de l'omoplate ; les vibrations thoraciques sont affaiblies dans la région submate et abolies dans la région mate. Souffle tubaire dans les fosses sus et sous-épineuses, plus bas, silence respiratoire ; broncho-égophonie. Le côté gauche est sain.

Les autres appareils ont conservé leur fonctionnement régulier. Peu de fièvre (température, 38° ; pouls, 92).

Le diagnostic d'épanchement pleurétique à gauche s'impose par le fait, et, séance tenante, on pratique une ponction évacuatrice qui donne issue à 1,300 grammes de liquide. Après l'opération, on constate le retour de la sonorité en avant, avec disparition du souffle. En arrière, la respiration s'entend partout, sauf dans l'étendue d'une main au-dessus de la base. A ce niveau, la matité persiste. Pas de bronchophonie ni d'égophonie. Pointes de feu sur toute la partie postérieure droite de la poitrine. Potion tonique. Régime ordinaire.

Le lendemain et les jours suivants, rien ne change dans l'état du malade, qui n'a plus ni fièvre ni gêne respiratoire. Le liquide ne s'est pas reproduit ; la convalescence s'établit franchement, les forces reviennent et, le 13 février, Lacoste quitte l'hôpital complètement guéri.

OBSERVATION V

Guérison.

Saubert (Jean), âgé de vingt-trois ans, originaire des Landes et exerçant la profession de charretier, entre à la clinique le 14 avril 1883. Il est malade depuis huit jours. Cet homme se plaint d'un point de côté siégeant au niveau du mamelon gauche et de nombreux frissons de moyenne intensité. Il tousse, mais ne crache pas. Ses antécédents morbides, tant héréditaires que personnels, sont absoluments négatifs.

Voici les résultats de l'examen clinique :

La pression détermine une douleur excessivement vive dans les cinquième, sixième et septième espaces intercostaux gauches, depuis l'origine du nerf intercostal jusqu'à sa terminaison sur la ligne médiane.

Le côté gauche paraît un peu dilaté; il est le siège en avant d'une matité compacte, depuis le premier espace intercostal jusqu'au cinquième, où la sonorité tympanique de l'estomac se rencontre. Les vibrations thoraciques ont disparu à partir de deux travers de doigt, à gauche du sternum. Latéralement, la matité existe, aussi compacte, suivant le rebord des fausses côtes pour aller se confondre, dans le cinquième espace, avec celle de la partie antérieure de la poitrine. En arrière, même signe jusqu'au niveau de l'épine de l'omoplate, au-dessus de laquelle on rencontre une sonorité notablement affaiblie; dans la même étendue, absence complète de vibrations thoraciques.

En arrière et au sommet, respiration pénible et soufflante; au-dessous de l'épine de l'omoplate, souffle tubaire aux deux temps, mais particulièrement à l'expiration; latéralement silence absolu; pectoriloquie aphone dans la fosse sous-épineuse, incomplète dans le reste de la poitrine; broncho-égophonie manifeste. En avant, respiration très soufflante au sommet, souffle tubaire vers la partie moyenne et silence au-dessous.

A droite, respiration supplémentaire du haut en bas, sans souffle ni râles. Point important à signaler : la matité s'avance vers la droite, dépassant le bord du sternum de trois centimètres au niveau du quatrième espace, et de quatre et demi au niveau du cinquième; elle est due à la présence du cœur déplacé par le liquide pleural.

Les bruits du cœur sont sourds, mais ils n'ont pas subi de modification dans leur timbre, pas plus que dans leur rythme.

Distension gazeuse de l'estomac et de l'intestin. Les urines, qui ne sont ni albumineuses ni sucrées, renferment 17 grammes pour 1,000 d'urée.

Notons que cette observation a été recueillie le 16 avril, que le malade était entré dans le service le 14 et que les signes physiques constatés à ce moment indiquaient à peine la présence de 500 grammes de liquide dans la cavité pleurale. L'épanchement s'est pour ainsi dire développé sous nos yeux et dans une période de temps tout à fait restreinte. Cette particularité nous montre donc bien l'importance des considérations que nous avons développées au sujet des épanchements de la plèvre gauche.

La thoracentèse est pratiquée dans le septième espace, le long du grand dorsal, sur la ligne axillaire, et donne issue à 2 kilogrammes 200 grammes d'un liquide transparent, jaune verdâtre, contenant une proportion considérable d'albumine et seulement quelques globules blancs.

Vers la fin de l'évacuation du liquide, le malade est pris d'une quinte de toux légère, qui n'inspire toutefois aucune inquiétude. Après la ponction, la ligne de matité produite par le déplacement du cœur le long du bord droit du sternum a disparu et suit maintenant le bord gauche de cet os. La sonorité est complètement revenue en avant, et l'on peut limiter le cœur, dont le bord gauche mesure, depuis le premier espace jusqu'à la pointe, 14 centimètres, le bord droit 15 et le petit axe 8. La pointe bat à 2 centimètres en dedans du mamelon, dans le cinquième espace : les bruits sont normaux.

En arrière, la sonorité n'a reparu qu'à partir d'une ligne passant par l'angle inférieur de l'omoplate; mais les vibrations thoraciques sont revenues partout, et il est à remarquer que la matité n'est plus horizontale dans sa limite supérieure et qu'elle décrit une ligne parabolique passant par l'angle inférieur de l'omoplate pour aller s'éteindre au point d'intersection de la ligne axillaire sur les fausses côtes. Le murmure vésiculaire s'entend dans toute l'étendue de la poitrine, sauf tout à fait à la base, suivant une zone mesurant quatre travers de doigt en hauteur. Dans cette même région, retentissement de la voix, sans égophonie ni pectoriloquie aphone. La matité ainsi que le silence respiratoire dans cette partie du poumon sont dus, selon toute probabilité, à la présence de fausses membranes.

Une centaine de pointes de feu sont appliquées immédiatement à la partie postérieure de la poitrine et on administre au malade une potion à base de quinquina.

Le 17 avril, le malade accuse une amélioration très grande et se considère même comme absolument guéri. En avant, sonorité normale; respiration un peu exagérée.

La pointe du cœur occupe la même place qu'hier. En arrière, matité suivant les limites tracées la veille, persistance des vibrations thoraciques. On entend le murmure vésiculaire jusqu'à trois travers de doigt au-dessus de la base, où l'on perçoit quelques frottements. Langue un peu saburrale et rouge sur les bords. Le point de côté persiste seulement à la pression au niveau de la ligne axillaire; le point douloureux occupant l'émergence du nerf a disparu. Il n'y a pas de fièvre.

Le 18, la guérison se maintient d'une façon absolue; le point de côté a disparu même à la pression. Le malade est soumis au régime ordinaire de la salle.

Le 20, Saubert se lève et fait, sans autorisation, une promenade de trois heures dans les galeries de l'hôpital. Aussi le soir a-t-il un léger accès fébrile. Le lendemain, la respiration est toujours obscure à la base dans l'étendue de quatre travers de doigt; on craint une reproduction de l'épanchement et on fait faire une ponction exploratrice qui ne donne issue à aucun liquide.

Le 22, la température est presque normale, à 37°8. Je fais donner 60 centigrammes de sulfate de quinine.

Enfin, le 23, le thermomètre accuse le soir 37°2. Le malade n'éprouve aucune souffrance; il mange et dort bien et continue à sortir tous les jours. Il n'y a plus de crainte de rechute; la respiration s'entend dans toute l'étendue de la poitrine.

Le 26, l'état général est excellent; les forces sont revenues et le malade est autorisé à quitter l'hôpital.

Observation VI

Guérison.

Steiner (Charles), né à Saint-Jean-de-Luz, âgé de dix-
neuf ans, manœuvre, entré à la clinique le 14 juin 1883
avec une température élevée, un point de côté siégeant au
niveau de la dixième côte droite, une toux très pénible,
sans expectoration. Il n'a eu, comme maladie, que les
fièvres intermittentes. Il n'est ni syphilitique ni alcooli-
que. Sa mère est morte des suites d'un accouchement, son
père, de chagrin.

Examen du thorax. — En arrière, le malade étant assis,
la partie droite de la poitrine, depuis l'angle inférieur de
l'omoplate, paraît un peu bombée. A partir de l'épine
de l'omoplate, les vibrations diminuent pour disparaître
totalement vers l'angle inférieur du même os. Diminution
notable de la sonorité dans les fosses sus et sous-épineuses
et la gouttière vertébrale; à partir d'une ligne passant par
la moitié de la fosse sous-épineuse, matité absolument
compacte jusqu'à la base; sur la partie latérale du tronc,
submatité jusqu'au niveau de la quatrième côte, à partir
de laquelle matité absolue; en avant, depuis la cinquième
côte, matité jusqu'au foie. A l'auscultation, on trouve le
murmure vésiculaire affaibli dans la moitié supérieure du
poumon jusqu'au milieu de la fosse sous-épineuse, avec
pectoriloquie aphone très distincte et véritable voix de
polichinelle; plus bas, silence complet.

En avant, le malade étant couché, sonorité diminuée
dans les premiers espaces intercostaux, sans tympanisme;
vibrations thoraciques conservées jusqu'au quatrième espace

intercostal; respiration faible dans les régions supérieures, absence de bruit respiratoire au-dessous de la cinquième côte.

Le point de côté siège dans les derniers espaces intercostaux, sur les neuvième, dixième et onzième côtes, au niveau de la ligne axillaire; il suit ces espaces jusque vers l'ombilic.

Le foie n'est pas déplacé, car il ne dépasse pas le rebord des fausses côtes. On ne sent pas battre la pointe du cœur; il n'y a pas de bruit de galop droit; le second bruit de l'artère pulmonaire n'est pas renforcé. Rien de particulier dans les autres organes.

Traitement. — Vésicatoire, potion tonique.

Le 15, malgré l'application du vésicatoire, l'épanchement a augmenté depuis hier dans des proportions considérables; il a même doublé, au dire de M. Biard, interne du service, qui a vu le malade dès son entrée à l'hôpital. L'état est le même.

Le 18, même état; température 39°, pouls 100.

Le 21, ponction évacuatrice qui donne issue à 1,600 grammes de liquide; immédiatement après, pointes de feu sur toute la partie postérieure droite de la poitrine. L'examen fait constater l'état suivant : sonorité en avant dans toute l'étendue, respiration un peu exagérée; en arrière, sonorité jusqu'à deux travers de doigt au-dessous de l'angle inférieur de l'omoplate; vibrations thoraciques, respiration nette dans la même étendue; plus bas, matité due probablement aux fausses membranes, quelques frottements, respiration extrêmement faible, sans bronchophonie ni égophonie.

Les 22 et 23, l'état du malade reste sensiblement le même.

Le 24, les vibrations thoraciques et le murmure vésiculaire existent jusqu'à la base. La matité est moins compacte, mais n'a pas disparu complètement.

Le 26, le liquide ne s'est pas reproduit. Le malade mange bien, dort bien, n'a pas de fièvre et demande à quitter l'hôpital.

Voici maintenant l'histoire de deux malades qui ont été traités simultanément pour une pleurésie gauche avec épanchement. Marie Leray a été traitée par la ponction unie aux cautérisations ponctuées. Durward, par la ponction avec les vésicatoires. Les résultats obtenus sont tous en faveur du procédé.

OBSERVATION VII

Guérison.

La nommée Leray (Marie), journalière, âgée de trente-sept ans, entre le 1er octobre 1883 à l'hôpital Saint-André, salle B, lit 22.

Elle se plaint d'une toux fréquente, sans expectoration. La peau n'est pas chaude, le pouls est normal, la langue légèrement saburrale.

Sa maladie remonte à huit jours environ.

Le lundi 24 septembre, vers trois heures de l'après-midi, elle a eu un frisson assez violent qui s'est prolongé pendant trois heures sans interruption et ne s'est pas renouvelé depuis. Le frisson passé, elle n'a éprouvé rien d'anormal et s'est crue guérie; mais le mercredi suivant 26, elle a senti subitement, à la base de la poitrine, sur la ligne axillaire, un violent point de côté qui a rendu sa respiration très pénible; en même temps, elle a commencé à tousser, mais sans crachat d'aucune sorte. Le jeudi 27, cet état s'est aggravé; la toux, le point de côté sont devenus plus intenses; la malade ne peut se coucher sur le côté douloureux, et se décide à venir à la consultation de l'hôpital Saint-André. On lui prescrit une potion diurétique et un vésicatoire. Sous l'influence de ce vésicatoire, le point de côté disparaît, et la malade se trouve très soulagée; mais la toux persiste, toux sèche, survenant par quintes très pénibles, qui ne lui laissent pas un moment de repos, et c'est ce qui l'amène de nouveau, le lundi 1er octobre, à la consultation, où le médecin de service lui conseille d'entrer à l'hôpital.

Marie Leray ne sait à quoi attribuer son mal. C'est une femme assez robuste, qui n'a jamais été malade; elle a eu quatre enfants, qui tous sont nés avant terme et sont morts.

Son père est mort à quatre-vingt-quatre ans, sa mère à cinquante-deux ans, d'une affection de poitrine compliquée d'une fistule sur un des côtés du thorax.

Voici ce que nous montre l'examen clinique :

La malade est manifestement gênée pour respirer; mais le point de côté a disparu, et elle se trouverait bien sans cette toux opiniâtre qui la fatigue beaucoup.

Rien de particulier à signaler à l'inspection de la poitrine, sauf un soulèvement incomplet du côté gauche; pas de voussure apparente, soit en avant, soit en arrière.

Abolition des vibrations thoraciques dans toute l'étendue du côté gauche, sauf en avant, dans une région correspondant aux trois premiers espaces intercostaux.

La percussion montre en avant, immédiatement sous la clavicule, un tympanisme très net, dans une étendue qui serait limitée en bas par une ligne courbe à convexité inférieure, partant du milieu de la clavicule et allant aboutir à l'union de la quatrième côte avec le sternum; cette ligne marque la limite supérieure de la matité; au-dessous et à gauche de cette courbe, sous l'aisselle, ainsi qu'en arrière, du sommet à la base, tout est mat.

A l'auscultation, la respiration ne s'entend en avant que dans la région tympanique déjà signalée, et en arrière, mais faiblement, au sommet, où elle est accompagnée de quelques ronchus. En dedans de l'épine de l'omoplate on perçoit, aux deux temps de la respiration, plus accusé cependant à l'expiration, un souffle tubaire qui s'entend dans une assez grande étendue; on le perçoit encore, quoique très affaibli, à deux travers de doigt au-dessous de l'épine de l'omoplate jusqu'à la ligne axillaire; au-dessous, silence complet. Bronchophonie et pectoriloquie aphone très marquées, surtout le long du bord spinal de l'omoplate. Égophonie qui devient de plus en plus nette à mesure que l'on descend vers la base de la poitrine.

Du côté droit, sonorité normale, respiration puérile.

On ne sent ni on ne voit battre la pointe du cœur; le creux épigastrique est un peu soulevé cependant, mais vaguement; les battements sont sourds, sans retentissement métallique, réguliers, sans souffle.

Rien aux autres organes. Température, 38° 6. Pouls faible, mais régulier. État général satisfaisant.

Traitement. — Vésicatoire à la partie postérieure de la poitrine, potion tonique (extrait de quinquina).

2, 3 et 4 octobre. Même état. L'épanchement ne diminue pas. La température oscille autour de 38° 5.

Le 5 octobre, je pratique la thoracentèse, qui donne issue à 2,400 grammes d'un liquide citrin, transparent, renfermant beaucoup d'albumine; au bout d'un quart d'heure, ce liquide est déjà en partie coagulé.

Voici le résultat de l'examen, après la ponction :

Sonorité à peu près normale, sauf à la base, en arrière, dans l'étendue de quatre travers de doigt, où il existe de la submatité. Respiration normale en avant; nombreux râles-frottements en arrière dans toute l'étendue; le souffle a disparu.

Immédiatement après la ponction, on pratique des pointes de feu du haut en bas de la poitrine, en arrière et latéralement.

On continue à prescrire la potion tonique.

Le soir, la malade se trouve soulagée; cependant la température s'est élevée à 89°8, probablement du fait de l'application des pointes de feu. Les râles-frottements qu'on entendait le matin immédiatement après la ponction, ont à peu près disparu; la respiration est presque normale; elle est seulement un peu voilée à la base.

Le 6 octobre, à partir de trois travers de doigt au-dessous de l'angle inférieur de l'omoplate, diminution assez marquée de sonorité; au-dessous de ce point, respiration voilée; puis à deux travers de doigt au-dessous de la base, silence respiratoire. Légère égophonie. En somme, il existe une petite quantité de liquide pouvant être évaluée à 200 grammes environ. Température : le matin, 38°2; le soir, 39°4.

Les 7 et 8 octobre, le même état persiste. Température : le matin, 38°; le soir, 39°2.

9 octobre. Quelques frottements au-dessous de l'angle inférieur de l'omoplate; petite zone de matité à la base

avec silence respiratoire; les vibrations thoraciques sont perceptibles dans presque toute l'étendue. Non seulement l'épanchement n'a pas augmenté, mais il a, au contraire, une tendance à diminuer. Température : le matin, 37°8; le soir, 38°8.

Le 10 octobre, température : le matin, 38°4; le soir, 39°.

Le 11 octobre, les vibrations thoraciques sont revenues de haut en bas; la respiration reste un peu voilée tout à fait à la base. Température : le matin, 38°6; le soir, 38°8.

Les 12 et 13 octobre, la malade va de mieux en mieux. Température normale.

14 octobre. La respiration s'entend très bien jusqu'à la base; sonorité revenue.

15 octobre. La malade peut être considérée comme complètement guérie; il ne reste plus qu'une petite toux sèche qui est devenue, du reste, beaucoup moins fréquente.

Enfin, le 20 octobre, la toux a disparu; la malade demande à sortir de l'hôpital.

OBSERVATION VIII

Amélioration.

Durward, âgé de soixante-six ans, homme de lettres, entre à l'hôpital, salle 15, lit 19, le 8 octobre 1883, se disant malade depuis une douzaine de jours. La maladie aurait débuté par une série de frissons, qui se seraient reproduits pendant deux jours à des intervalles réguliers. Ensuite est apparue une douleur sur le côté gauche, au niveau des troisième, quatrième, cinquième et sixième espaces intercostaux, douleur qui s'est répercutée en arrière au niveau de l'omoplate; elle s'est accompagnée d'une toux assez fréquente, greffée sur une toux plus ancienne, qui donnait lieu, depuis longtemps, à une expectoration assez abondante; bronchite chronique; il n'y a jamais eu de crachement de sang.

Absence complète de maladies antérieures.

Peu de chose sur les antécédents héréditaires : son père est mort à soixante-dix-huit ans, sa mère à quarante-trois ans d'une maladie inconnue.

C'est un homme assez robuste, au teint un peu pâle, présentant un cercle sénile assez prononcé, sans qu'il y ait cependant athérome des artères radiales et fémorales. Un peu d'œdème malléolaire, à gauche plus particulièrement.

Voici le résultat de l'examen de la poitrine : en avant et à gauche, légère douleur à la pression dans les premier, deuxième et troisième espaces intercostaux; cette douleur continue le long de l'espace intercostal jusque vers la ligne axillaire. La pression sur le trajet du phrénique paraît assez douloureuse (entre les deux chefs du sterno-mastoïdien). Matité compacte, absolue, depuis la clavicule jusqu'au niveau du sixième espace intercostal où l'on trouve la sonorité stomacale. Disparition totale des vibrations thoraciques dans toute l'étendue de la région mate. Silence respiratoire. Pectoriloquie aphone et phonétique. Malgré la recherche la plus attentive, on ne sent pas battre la pointe du cœur; cependant il est certain que cet organe est déplacé, car la matité précordiale dépasse à droite le bord du sternum d'environ deux travers de doigt.

En arrière, matité compacte dans toute l'étendue du côté gauche de la poitrine, depuis la fosse sus-épineuse jusqu'à la base. Disparition totale des vibrations thoraciques. Souffle tubaire dans la fosse sus-épineuse et le long de la gouttière vertébrale jusqu'au niveau de l'angle inférieur de l'omoplate; ce souffle retentit encore, mais faiblement, jusqu'à quatre travers de doigt au-dessus de la base de la poitrine. Broncho-égophonie; pectoriloquie aphone.

L'état général est bon. Température : le 8 octobre au matin, 37°5. 92 pulsations à la minute.

Séance tenante, en raison de la localisation de la pleurésie au côté gauche et de l'abondance de l'épanchement, évalué approximativement à deux litres, on pratique, le long du bord antérieur du muscle grand dorsal et dans le sixième espace intercostal, une ponction avec aspiration qui donne issue à un liquide citrin, limpide, sans grumeaux et renfermant beaucoup d'albumine; sa quantité est de 2 kilog. 200.

Après l'évacuation du liquide, on trouve ce qui suit : En avant, la sonorité est revenue complètement, les vibrations ont reparu et la respiration s'entend dans toute l'étendue de la poitrine.

En arrière, retour de la sonorité jusqu'à trois travers de doigt au-dessous de l'angle inférieur de l'omoplate; les vibrations thoraciques sont perçues également jusqu'à ce niveau, et la respiration s'entend jusqu'à l'angle inférieur; à partir de là jusqu'à la base, léger souffle avec pectoriloquie aphone et phonétique.

Le traitement consiste en une potion avec extrait mou de quinquina, 4 grammes; et comme le malade a refusé formellement de se soumettre à la cautérisation ponctuée, on applique un vésicatoire en arrière de la poitrine, au-dessous de l'angle inférieur de l'omoplate.

Le 8 au soir, le malade se trouve bien soulagé; mais la face est colorée, la peau chaude; la température est à 38°4.

Le 9 octobre, la sonorité persiste en avant, ainsi que les

vibrations thoraciques. On entend la respiration un peu affaiblie avec quelques frottements et quelques râles sibilants. Au cœur, rien à signaler, sauf la faiblesse des bruits.

La matité en arrière commence à deux travers de doigt au-dessus de l'angle inférieur de l'omoplate. Dans la même étendue, absence des vibrations thoraciques. On entend la respiration jusqu'à l'angle inférieur de l'omoplate; au-dessous, du souffle et de la pectoriloquie aphone.

10 octobre. Même état en avant; en arrière, indépendamment des signes constatés la veille, on entend, au-dessous de l'angle inférieur de l'omoplate, quelques frottements pleuraux.

Dans les journées des 11, 12 et 13 octobre, même état. La température oscille dans les limites de la température physiologique.

14 octobre. La matité persiste à partir de trois travers de doigt au-dessous de l'angle inférieur de l'omoplate. A ce niveau, pas de vibrations thoraciques. Très léger souffle à l'inspiration et à l'expiration. Tout à fait à la base, silence respiratoire. Broncho-égophonie, pectoriloquie aphone complète, nouveau vésicatoire.

15 octobre. Même état.

La température se maintient au degré physiologique.

16 octobre. — Il semble que la respiration se fasse entendre un peu plus bas. Cependant on trouve encore de l'égophonie. Il est évident que l'épanchement n'est pas encore complètement résorbé.

17. Même état.

18. La sonorité s'arrête à deux travers de doigt au-dessous de l'angle inférieur de l'omoplate. Les vibrations sont absentes à partir de ce point jusqu'à la base. — Dans la zone de matité, absence de murmure vésiculaire.

Jusqu'au 26 octobre, l'état est resté sensiblement le même; le 27, on a placé un troisième vésicatoire. Le 29, l'examen donne les résultats suivants :

Les vibrations thoraciques disparaissent à deux travers de doigt au-dessous de l'angle inférieur de l'omoplate. Jusqu'à cette limite, la respiration s'entend; mais au-dessous, le silence respiratoire existe encore avec égophonie, sans pectoriloquie aphone. Il y a donc encore une certaine proportion de liquide dans la poitrine, environ 400 à 500 grammes. La guérison, par suite, est encore loin d'être obtenue.

Ces observations me semblent suffisantes pour vous démontrer toute l'efficacité du traitement imaginé par M. Cayla. Je pourrais vous en donner d'autres, vous le savez, mais ce serait la répétition de celles-ci. Il est certain que dans tous les cas où, jusqu'à ce jour, nous avons mis ce traitement en usage, nous avons obtenu les mêmes résultats. Donc, nous pouvons dire qu'à la suite de son emploi l'épanchement pleurétique ne se reproduit pas et que la guérison est obtenue en peu de jours. Mais je puis vous en donner une preuve plus complète, s'il est possible; la voici dans l'histoire d'un dernier malade.

OBSERVATION IX

Mort. Autopsie.

Pailhès (Jacques), âgé de vingt-neuf ans, exerçant la profession de portefaix, entre à l'hôpital le 27 décembre pour une fièvre intense accompagnée de météorisme abdominal.

Les antécédents héréditaires ne nous fournissent aucun renseignement important. Il habite Bordeaux depuis treize ans, et les conditions dans lesquelles il a vécu ne semblent pas devoir assigner une cause bien précise à sa maladie. Il y a trois mois environ, il a eu une pleurésie qui fut entièrement guérie et qui n'avait laissé aucune trace, lors de l'apparition des accidents pour lesquels il est entré à l'hôpital.

Dès le début de sa maladie, qui remonterait à sept ou huit jours avant son entrée à l'hôpital, il a eu des épistaxis fréquentes. Il déclare de plus qu'il y a quatre ans environ, il avait habituellement, à l'époque du printemps et pendant tout l'été, des épistaxis répétées, en moyenne trois ou quatre fois par jour, sans qu'il perdît chaque fois plus de deux ou trois gouttes de sang. Ces épistaxis ont persisté pendant deux ans.

L'examen clinique nous révèle l'état suivant :

L'aspect du malade trahit une certaine stupeur, de l'abattement, mais il n'existe point de délire et l'intelligence est bien conservée.

L'abdomen est considérablement tuméfié et le météorisme, très accusé, remonte jusqu'au rebord des fausses côtes et au creux épigastrique. Le refoulement du diaphragme par l'intestin distendu semble causer ici la dyspnée intense qu'on observe chez le malade.

Sur l'abdomen, la palpation et la pression ne sont point douloureuses, même au niveau de la fosse iliaque droite, contrairement à ce qu'on a l'habitude d'observer dans la fièvre typhoïde. On ne constate pas de gargouillement. Toutefois il existe un point au niveau duquel la pression est pénible et douloureuse. Ce point est situé sur une ligne parallèle à l'axe du corps, à deux travers de doigt à droite de l'ombilic et à sa hauteur. La percussion donne un son de tympanisme exagéré traduisant la présence de la pneumatose intestinale.

Ainsi qu'il a été dit, le malade éprouve une dyspnée considérable. La toux, qui est continuelle, donne lieu à l'expectoration de crachats muqueux et muco-purulents.

L'auscultation en avant et de chaque côté de la poitrine ne dénote aucune lésion bien caractérisée.

La respiration est un peu saccadée et soufflante. En arrière, on n'observe rien d'anormal jusqu'au niveau des quatrième et cinquième espaces intercostaux des deux côtés. A ce niveau, le murmure vésiculaire est considérablement diminué. Il semble que cette diminution du bruit respiratoire soit plus accusée à droite qu'à gauche. En avant, la sonorité est normale, ainsi qu'à la partie postérieure et externe du côté droit. En ce point et vers les quatrième et cinquième espaces intercostaux, la percussion indique une notable diminution de sonorité; au reste, il n'y a ni bruit de souffle ni frottements et les vibrations thoraciques sont conservées.

Du côté du système digestif, on trouve les symptômes suivants : la langue est sèche et saburrale, mais ne présente ni ulcérations ni fissures, comme on l'observe souvent dans la fièvre typhoïde. La diarrhée existe, mais avec une moindre intensité qu'au début de la maladie.

Les battements du cœur et l'état de l'appareil circulatoire n'offrent rien d'anormal. Le foie et la rate ne sont pas en cause. Les organes des sens sont intacts.

En résumé, l'existence de la diarrhée et du météorisme abdominal, jointe à l'état de stupeur et d'abattement que l'on remarquait chez le malade, semblaient caractériser suffisamment le développement de la fièvre typhoïde. C'est également à cette maladie que l'on pouvait rapporter les troubles du côté des poumons, qui ont été indiqués plus haut. L'absence de délire et d'accidents cérébraux rendrait le pronostic favorable. Au reste, la marche de la température semblait confirmer ce diagnostic. Elle était celle d'une fièvre continue oscillant vers 39°5 le matin et 39°8 à 40° le soir. Et cependant, je vous l'ai dit bien des fois, au lit de ce malade, j'éprouvais des doutes, de l'hésitation ; je redoutais autre chose, notamment une tuberculose miliaire aiguë, précisément en raison de cet état des poumons que ne justifiait pas la durée relativement courte de la maladie. Le traitement tonique fut institué, et, vers le 10 janvier, la température tomba rapidement, trop rapidement encore pour une fièvre typhoïde. Le 15, elle était à 37°5, et cependant la diarrhée persistait, le malade n'entrait pas franchement en convalescence.

Des accidents nouveaux devaient se produire. Le 20, la respiration s'effectue très péniblement et le malade tousse fréquemment sans expectoration. L'examen de la poitrine indique les phénomènes suivants : au sommet du poumon gauche et en avant, sonorité skodique, surtout dans les trois premiers espaces intercostaux ; submatité à droite dans le premier espace. Dans la région tympanitique, suppression du murmure vésiculaire ; du côté opposé, expiration prolongée simplement. Ni râles, ni craquements. En arrière, submatité dans la moitié inférieure du poumon droit avec certaine diminution des vibrations thoraciques et respiration très voilée. A gauche, matité absolue, disparition des vibrations thoraciques, broncho-égophonie sans pectoriloquie aphone, depuis l'épine du scapulum. Ces symptômes étaient démonstratifs. Il existait à gauche une pleurésie avec épanchément. Je fis faire le traitement habi-tuel, thoracentèse et cautérisation au fer rouge, à la suite duquel le tympanisme disparut en avant et les vibrations thoraciques reparurent en arrière avec le bruit respira-toire, sauf tout à fait à la base, suivant une zone de quatre travers de doigt; 2 kilogr. 050 de liquide furent évacués. Le diagnostic de fièvre typhoïde, depuis long-temps, était douteux; il dut être abandonné complète-ment; car, à partir de cette époque, malgré la non-repro-duction de l'épanchement, le malade alla s'affaiblissant de plus en plus. Depuis cette époque, également, la courbe thermométrique suit une marche des plus irrégulières; la température est tantôt normale, tantôt très élevée; les ongles s'hippocratisent, le météorisme abdominal persiste ainsi que la diarrhée, des sueurs extrêmement abondantes existent, et il n'y a plus à douter de la tuberculose miliaire aiguë à forme typhoïde.

Le 23 janvier, l'état général est de plus en plus grave. On entend dans toute la poitrine des râles sous-crépitants et sibilants qu'il avait été impossible de percevoir jus-qu'alors; toutefois, l'épanchement ne s'est pas reproduit. Il est évident que le pronostic est des plus graves. Cette situation se prolonge encore pendant un mois; cependant le sujet devient d'une maigreur squelettique, et le 20 février il succombe dans le marasme le plus absolu.

Je ne veux pas vous donner ici l'autopsie dans tous ses détails. Sachez seulement que, dans le péritoine, il y avait quelques rares granulations tuberculeuses, mais que sur toute l'étendue de l'intestin grêle et du gros intestin il existait de nombreuses ulcérations que leur forme et leur structure faisaient immédiatement reconnaître pour être de nature tuberculeuse. Sachez encore qu'il n'y avait pas de traces cicatricielles d'ulcérations des plaques de Peyer. Les deux poumons, de haut en bas, étaient remplis de granulations grises, dont quelques-unes tiraient sur le jaune. Mais, fait particulièrement intéressant pour vous, et que ceux d'entre vous qui ont assisté à l'autopsie ont pu constater, dans la plèvre gauche, dont nous avions retiré par la ponction aspiratrice 2,050 grammes de liquide, il n'y avait aucun épanchement.

OBSERVATION X (personnelle).

Amélioration. — Pleurésie d'origine tuberculeuse.

Chenau (Étienne), originaire de l'Ariège, âgé de quarante ans, maçon, entre à la clinique de M. le professeur Picot, le 16 juin 1884, avec un point de côté siégeant à partir du quatrième espace intercostal droit et s'irradiant dans tout le reste de la paroi antérieure du thorax, du même côté; il a de la toux sans expectoration caractéristique et une gêne respiratoire de médiocre intensité.

Chenau n'a pas connu son père; sa mère est morte à l'âge de soixante-dix ans, mais il ignore la cause de sa mort; son frère a succombé au service militaire; il ignore également la nature de l'affection qui l'a emporté.

Quant aux antécédents personnels, notre malade n'accuse aucune maladie antérieure, mais il avoue que depuis longtemps il se livre à des habitudes alcooliques.

Sa maladie, nous raconte-t-il, remonte au mois de février dernier; à la suite d'un refroidissement, il fut pris, quelques heures après, d'une toux sèche, quinteuse, suivie bientôt d'une expectoration blanchâtre, dans laquelle il remarqua quelques stries d'un sang rouge vermeil; il ne se souvient pas avoir éprouvé de douleur dans la région thoracique ni remarqué aucun trouble du côté de la respiration. Il se soigna durant huit jours environ et s'appliqua un vésicatoire dans la région épigastrique. Se sentant mieux, il abandonna toute médication et reprit son travail. Depuis, suivant son expression, il *n'a fait que traîner;* la toux a persisté, seuls les crachats sanguinolents ont disparu; pas de gêne respiratoire.

Il y a trois semaines environ, à la suite d'un nouveau refroidissement, il fut pris de petits frissons répétés, puis apparaissait, en même temps, une douleur pongitive dans les huit derniers espaces intercostaux droits. La toux devient plus intense, accompagnée de crachats blanchâtres sans stries sanguinolentes, comme au début. La respiration était gênée. Rien du côté du système digestif, si ce n'est un peu de perte de l'appétit.

Tel est l'état dans lequel nous trouvons le malade à son entrée à l'hôpital.

État actuel. — Le malade est placé dans le décubitus latéral gauche. Quand on presse sur la paroi antérieure droite du thorax, le malade accuse une légère douleur, qui a son maximum d'intensité dans le quatrième espace intercostal, s'irradiant jusqu'à la base de la poitrine.

En avant, le thorax, dans sa moitié droite, paraît dilaté; les excursions thoraciques semblent diminuées.

En percutant la région antérieure de la poitrine, on constate une augmentation de la sonorité dans les trois premiers espaces intercostaux droits (son skodique).

Plus bas, à partir de deux travers de doigt au-dessous du mamelon et du même côté, fait suite une submatité qui va se confondre avec la matité du foie. A gauche, une légère diminution de sonorité dans la fosse sus-claviculaire.

Si on fait parler le malade, on constate que les vibrations thoraciques persistent dans toute la région antérieure de la poitrine.

Auscultation. — Légère diminution du murmure vésiculaire au sommet du poumon droit, le murmure vésiculaire va en s'affaiblissant de plus en plus jusqu'à la partie inférieure, mais ne disparaît pas complètement. A gauche, expiration prolongée.

Tels sont les symptômes que nous observons en avant de la poitrine.

En arrière, voici les phénomènes que nous constatons :

A l'inspection, le thorax, du côté droit, présente une déformation assez notable. La percussion nous fournit les renseignements suivants : submatité légère dans la fosse sus-épineuse droite; au-dessous, matité complète allant jusqu'à la base du poumon. A gauche, sonorité normale.

A l'auscultation, nous constatons, à droite, un très léger souffle lié à l'expiration dans la fosse sus-épineuse. Diminution du murmure vésiculaire compris dans l'espace de quatre travers de doigt au-dessous de l'épine de l'omoplate, puis abolition complète de tout bruit dans le reste de l'étendue du poumon. Si on fait compter tout haut le malade, on constate de l'égophonie à la partie inférieure de la poitrine; si on le fait compter tout bas, c'est la pectoriloquie aphone qui, incomplète au niveau de l'épine de l'omoplate, devient nulle dans le reste du poumon.

Mensuration. — 48 pour la moitié droite, 47 pour la moitié gauche.

Le foie n'est pas abaissé.

Du côté du cœur, rien d'anormal.

La langue est sèche, rouge à la pointe.

L'appétit est diminué; depuis deux jours le malade a un peu de diarrhée; le ventre n'offre rien de particulier; il en est de même pour la rate.

Le malade dit qu'il urine peu.

Matin.	Soir.
Température : côté gauche. 37,8.	Température : côté gauche. 38,.4
— côté droit... 38,2.	— côté droit... 39,2.
Pouls.................... 62.	Pouls.................... 66.
Inspirations............. 28.	Inspirations .... 30.

Urines. — Couleur ambre foncé, laissant déposer un peu de mucus au fond du vase.

Réaction légèrement acide.

Densité, 1028.

Matières solides, 54,86 pour 1,000.

Urée, 19 grammes par litre.

Les urates sont au-dessous de la normale.

Les phosphates 2 gr. 75 pour 1,000.

Chlorures, 9 gr. 25.

Sucre, pas de traces.

Albumine, id.

Matières colorantes de la bile, id.

Le 18 (matin), avant la thoracentèse, la température est la suivante :

A gauche.................... 37,8.
A droite.................... 38.

Le pouls est à 64, les inspirations sont au nombre de 30.

Thoracentèse pratiquée avec l'aspirateur de M. le Prof. Picot. — On fait une première ponction dans le huitième espace intercostal droit, le long du bord antérieur du grand dorsal, mais cette ponction ne donne lieu qu'à l'issue d'une petite proportion de sang. Séance tenante, une nouvelle ponction est pratiquée dans le même espace intercostal, mais en arrière sur le trajet d'une ligne verticale passant par l'angle inférieur de l'omoplate : l'aspiration ramène un liquide limpide, jaune verdâtre, dont la quantité est de 1,070 grammes.

L'analyse de ce liquide nous donne les résultats suivants :

Au microscope, débris épithélieux, quelques rares globules graisseux, quelques leucocytes; globules rouges en assez grand nombre, de 3,500 à 4,000 par millimètre cube. Les substances albuminoïdes y sont en très forte proportion.

Pendant l'opération, le malade ne tousse pas; en un mot, aucun accident du côté du système respiratoire.

Après la thoracentèse, l'état de la poitrine nous donne les signes suivants :

En arrière, la sonorité est revenue, bien qu'incomplète, jusqu'à trois travers de doigt au-dessous de l'angle inférieur de l'omoplate; elle est normale vers la moitié de la hauteur de la fosse sous-épineuse; sur la partie latérale, la sonorité semble normale. Les vibrations thoraciques se perçoivent jusqu'à la hauteur de trois travers de doigt au-dessus de la base. On entend le murmure vésiculaire dans toute l'étendue du poumon. Encore un peu de retentissement de la voix. Pas de pectoriloquie aphone.

Tels sont les signes que nous avons pu constater après l'opération.

Sur toute la partie postérieure, depuis l'épine de l'omoplate jusqu'à la base, on pratique avec le thermo-cautère une série de pointes de feu, intéressant, en moyenne, la moitié du derme et distantes les unes des autres d'environ un centimètre et demi. Le nombre est de 100.

Voici les résultats des températures locale et générale :

Température locale droite.............	37,6
— — gauche..........	37,2
Température axillaire droite.........	37,8
— — gauche........	37,6

Le pouls est à 76, les inspirations sont au nombre de 24.

Le soir, le malade accuse lui-même un certain bien-être, il respire mieux. A l'auscultation et à la percussion, on retrouve à peu près les mêmes signes que le matin :

Température axillaire droite.........	39,4
— — gauche........	39,4
Température locale droite............	38
— — gauche...........	37,2

Pouls, 64. Inspirations, 26.

Ce qui nous frappe ici, c'est l'élévation assez notable de la température axillaire. A quoi devons-nous attribuer cette hyperthermie, si ce n'est à la révulsion énergique produite par les cautérisations ponctuées?

Urines après la ponction. — Couleur ambrée. — Beaucoup de mucus. — Densité, 1021. — Urée, 12 grammes. — Pas d'albumine, pas de sucre. — Chlorures et phosphates normaux.

Le 19, le malade se sent beaucoup mieux, la nuit a été excellente. La température axillaire varie entre 37,5 et 37,8. Quant à la température locale, elle est à droite de 37,8 et à gauche de 37,2.

20 et 21 juin. Même état.

22 juin. La température s'élève, elle atteint 39,5. Le malade tousse beaucoup, ses crachats ne renferment pas de sang. *L'épanchement se reproduit* on n'entend plus du

tout la respiration à partir de l'angle inférieur de l'omoplate.

23 juin. — L'épanchement semble se reproduire de plus
en plus. Le point de côté revient. Le malade a beaucoup
toussé pendant la nuit.

La température du matin et celle du soir oscille entre
38°2 et 39°5.

Même état le 24 et le 25.

Le 26 juin, le malade a craché du sang.

Au microscope, les crachats traités par le procédé
de Koch ont décelé la présence de bacilles en assez
grande quantité.

L'auscultation, en effet, nous démontre que selon
toute probabilité il existe au sommet du poumon droit
quelques tubercules à l'état de crudité.

La température vespérale est encore venue à l'appui
de notre hypothèse.

Le 28, amélioration sensible; la température descend.
L'auscultation nous démontre que l'épanchement se résorbe.

Le 29, les phénomènes morbides se sont presque amen-
dés, le malade désire quitter l'hôpital; néanmoins, par
suite de la nature de l'épanchement, nous lui conseillons
de rester encore quatre ou cinq jours.

Le 30, le malade veut absolument quitter l'hôpital, et
malgré la présence d'une petite proportion de liquide
contenue encore dans la cavité pleurale, on a été forcé de
lui donner son exeat.

OBSERVATION XI (personnelle).

Guérison rapide.

Tornu, mécanicien, âgé de quarante ans, entre, le 17 juin 1884, dans le service de M. le professeur Picot, pour un point de côté siégeant à droite accompagné d'une certaine gêne respiratoire.

Pas d'antécédents héréditaires.

Du côté de ses antécédents personnels, rien à signaler de particulier.

Sa maladie remonte à huit jours : en sortant de son travail il eut très froid. Le lendemain, il fut pris de frissons répétés, bientôt accompagnés de fièvre; la toux apparut; les crachats étaient rares, sans couleur caractéristique. Fréquentes envies de vomir, soif assez vive, un peu de diarrhée.

Tels sont les différents symptômes qu'a présentés notre malade avant son entrée.

État actuel. — Le malade est placé dans le décubitus latéral gauche.

Examen de la poitrine. — En avant et à droite, la pression est douloureuse dans les cinquième, sixième et septième espaces intercostaux, sur la ligne axillaire.

Percussion. — Exagération de sonorité et modification dans le timbre, qui est un peu tympanique sur toute l'étendue de la partie antérieure de la poitrine du côté droit.

Palpation. — Vibrations thoraciques conservées dans toute la région antérieure.

Auscultation. — Au sommet du poumon droit en avant,

respiration un peu soufflante, légère diminution du murmure vésiculaire dans tout le reste de l'étendue de l'organe.

En arrière, légère voussure au-dessous de l'angle inférieur de l'omoplate, à droite. Les excursions thoraciques semblent diminuées. Affaiblissement notable de sonorité dans la fosse sus-épineuse. Exagération de sonorité dans la gouttière costo-vertébrale, jusqu'au niveau de la moitié de la fosse sus-épineuse; au-dessous, submatité, puis matité compacte jusqu'à la base du poumon.

A gauche, dans la fosse sus-épineuse, respiration puérile.

Diminution de la respiration à partir de la moitié de la hauteur de la fosse sus-épineuse, puis silence respiratoire dans le reste de la poitrine à droite.

Pas de souffle.

Broncho-égophonie sur la partie latérale du thorax, pectoriloquie aphone complète; silence respiratoire.

Système digestif. — Rien de particulier.

Le cœur est normal.

Température normale.

Urines avant la ponction. — Couleur ambre foncée. Densité, 1019. Urée, 17 pour 1,000. Chlorures et phosphates normaux. Pas d'albumine, pas de sucre.

20. *Thoracentèse pratiquée avec l'aspirateur de M. le professeur Picot.* — Avant l'opération, toujours pas de fièvre.

Une première ponction est pratiquée, mais ne donne aucun résultat.

Séance tenante, sur le long du bord antérieur du muscle droit et dans le huitième espace intercostal, on pratique une nouvelle ponction qui, cette fois, donne issue à un liquide limpide, un peu visqueux, de couleur jaune verdâtre, dont la quantité est de 1,250 grammes.

Pas d'accidents pendant la thoracentèse.

La ligne qui délimitait la matité avant l'aspiration est descendue de cinq centimètres. Le murmure vésiculaire s'entend dans cette région, mais on ne le distingue pas encore à la base.

Application de nombreuses pointes de feu.

Le soir, amélioration très sensible; le malade ne ressent plus aucune gêne respiratoire. Nous constatons une petite élévation de température, due, sans doute, à la révulsion énergique produite par les cautérisations ponctuées.

Le lendemain, le malade se trouve tout à fait rétabli; la respiration s'entend dans toute l'étendue du poumon. Deux jours après, il quitte l'hôpital complètement guéri.

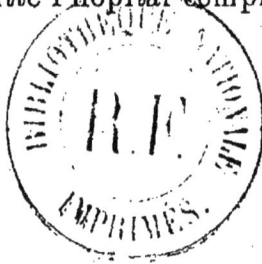

BIBLIOTHÈQUE NATIONALE
R. F.
IMPRIMÉS

Bordeaux. — Imp. G. GOUNOUILHOU, rue Guiraude, 11.

A

G. CREUZAN
A BORDEAUX
BREVETÉS.G.D.G

I

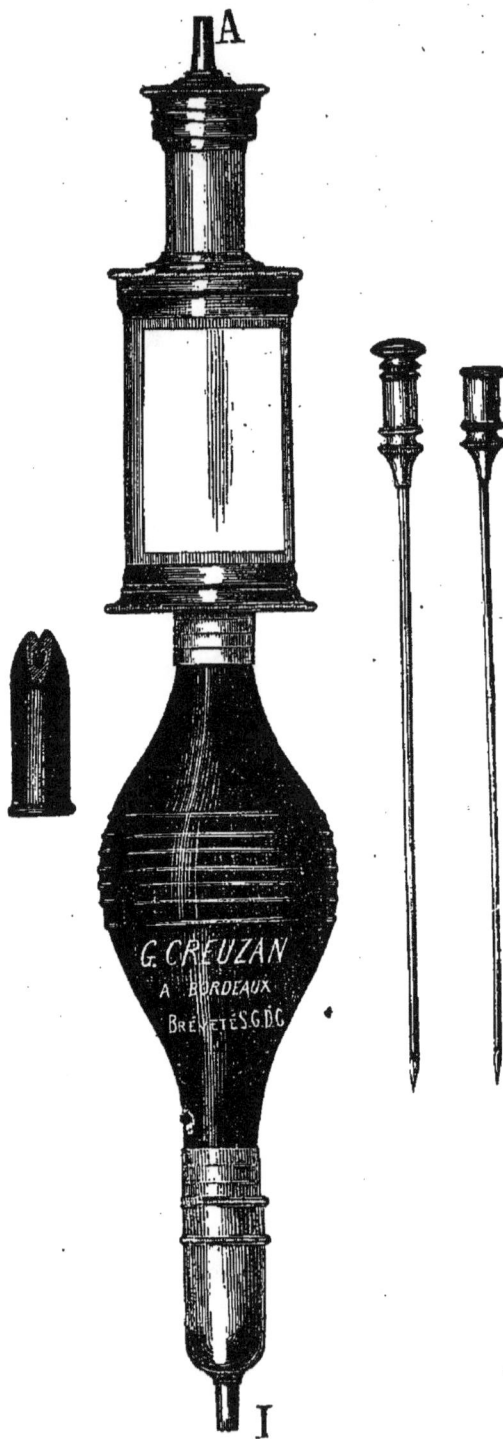

ASPIRATEUR DE M. PICOT

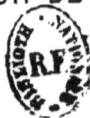